BEI GRIN MACHT SICH IHR WISSEN BEZAHLT

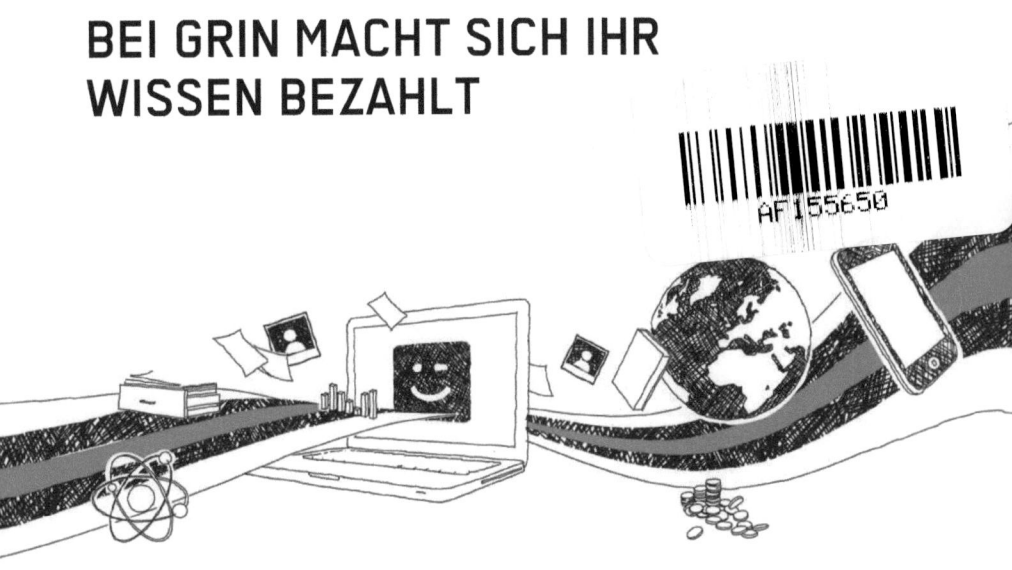

- Wir veröffentlichen Ihre Hausarbeit,
  Bachelor- und Masterarbeit

- Ihr eigenes eBook und Buch -
  weltweit in allen wichtigen Shops

- Verdienen Sie an jedem Verkauf

Jetzt bei www.GRIN.com hochladen und kostenlos publizieren

GRIN

Sport- und Bewegungstherapie für innere Erkrankungen. Rehabilitation nach einem Herzinfarkt

Felicia Ripsam

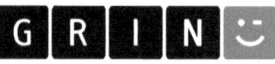

Bibliografische Information der Deutschen Nationalbibliothek:

Die Deutsche Nationalbibliothek verzeichnet diese Publikation in der Deutschen Nationalbibliografie; detaillierte bibliografische Daten sind im Internet über http://dnb.d-nb.de abrufbar.

ISBN: 9783346271051
Dieses Buch ist auch als E-Book erhältlich.

© GRIN Publishing GmbH
Nymphenburger Straße 86
80636 München

Druck und Bindung: Books on Demand GmbH, Norderstedt Germany
Gedruckt auf säurefreiem Papier aus verantwortungsvollen Quellen

Das vorliegende Werk wurde sorgfältig erarbeitet. Dennoch übernehmen Autoren und Verlag für die Richtigkeit von Angaben, Hinweisen, Links und Ratschlägen sowie eventuelle Druckfehler keine Haftung.

Das Buch bei GRIN: https://www.grin.com/document/940705

Deutsche Hochschule für
Prävention und Gesundheitsmanagement
Hermann Neuberger Sportschule 3
66123 Saarbrücken

Einsendeaufgabe

Name, Vorname: Ripsam, Felicia

Studienort: **Saarbrücken**

Inhaltsverzeichnis

1 Diagnostik – Analyse des Aufnahmebefunds

Erkrankungsbild: Myokardinfarkt bei koronarer Dreigefäßerkrankung (Fall 1)

Der Myokardinfarkt, auch Herzinfarkt (kurz HI) genannt, bezeichnet den regionalen Untergang von Herzmuskelgewebe aufgrund einer lokalen Durchblutungsstörung. In Deutschland erleiden rund 280.000 Menschen jährlich einen Herzinfarkt und somit zählt dieser zu einer der häufigsten Todesursachen in Deutschland (Graf von Westphalen, 2020). Die koronare Dreigefäßerkrankung ist eine Form der koronaren Herzerkrankung mit mehreren hochgradigen Stenosen in drei Hauptästen der Koronararterien (Antwerpes, 2020). Unter der koronaren Herzkrankheit (KHK) versteht man eine chronische Erkrankung des Herzens, die durch atherosklerotische Veränderungen der Koronararterien ausgelöst wird. Die KHK führt zu einer zunehmenden Stenosierung der betroffenen Arterien (Fink, 2020). In einer Studie zur Gesundheit Erwachsener in Deutschland (DEGS1) wurden von 2008 bis 2011 in einer bevölkerungsrepräsentativen Stichprobe (5901 Personen) im Alter von 40 bis 79 Jahren, Daten zur Prävalenz von Herzinfarkt und koronarer Herzkrankheit erhoben. Die Lebenszeitprävalenz des Herzinfarktes bei 40- bis 79-Jährigen beträgt 4,7%. Die Lebenszeitprävalenz der koronaren Herzkrankheit bei 40- bis 79-Jährigen beträgt 9,3% (Gößwald, Schienkiewitz, Nowossadeck & Busch, 2013, S. 650-655).

Die Ursache der Erkrankung liegt in einer Verengung oder dem Verschluss eines oder mehrerer Herzkranzgefäße, dadurch kommt es zu einer Mangeldurchblutung des Herzmuskels (Myokard). Die Verengung der Herzkranzgefäße sind auf eine Verkalkung (Arteriosklerose) zurückzuführen. Arteriosklerotische Schäden der Arterien bewirken infolge des ablaufenden Zellstoffwechsels die Entstehung sogenannter Plaques (Ablagerungen in der Gefäßwand der Arterien), bestehend aus einem von Bindegewebe und Kalk ummantelten Fettkern. Diese Plaques können durch Entzündungsprozesse aufbrechen. Dadurch entleert sich der Inhalt der Plaques in das Gefäßinnere. Durch die sofortige Anlagerung von Blutplättchen zur Behebung des Gefäßdefektes entwickelt sich an dieser Stelle ein Thrombus, der den akuten Myokardinfarkt verursacht. Das nachfolgende Herzmuskelgewebe stirbt ab und es entsteht eine bindegewebige Narbe aufgrund der unterbrochenen Sauerstoffversorgung (Löwel, 2006, S. 7).

Nikotinkonsum, Bluthochdruck, Adipositas, erhöhte Cholesterinwerte sowie Diabetes mellitus Typ 2 und seine Vorstufen gelten als beeinflussbare Risikofaktoren für die Entstehung einer KHK. Als nicht beeinflussbare Risikofaktoren gelten erbliche Faktoren. Den meisten Hauptrisikofaktoren sind jedoch auf eine ungesunde Lebensgewohnheit zurückzuführen, wie Fehl- und Überernährung sowie mangelnde körperliche Aktivität. Allgemein lässt sich sagen, dass das Gesamtrisiko für das Entstehen einer KHK umso höher ist, je mehr Risikofaktoren bei einer Person vorhanden sind (Löwel, 2006, S. 17). Infolge des akuten Myokardinfarktes besteht die Gefahr einen plötzlichen Herztod zu erleiden. Infarktüberlebende besitzen ein hohes Risiko einer dauerhaften Beeinträchtigung der körperlichen und/oder geistigen Leistungsfähigkeit. In den meisten Fällen sind sie dann stark pflegebedürftig und eine ständige ambulant-medizinische Versorgung zur Verhinderung eines erneuten Infarktes ist nicht zu umgehen. Je nach Schwere der Erkrankung sind die Anforderungen an einen eigenverantwortlichen Umgang mit der Erkrankung unterschiedlich. Folgen für die Gesellschaft sind Arbeitsunfähigkeit und Berentung wegen verminderter Erwerbsfähigkeit (Löwel, 2006, S. 27). Zur Behandlung eines Myokardinfarktes bei koronarer Dreigefäßerkrankung wird mithilfe minimal-invasiver Technik ein Ballon präzise in der Engstelle platziert, wo er sich unter Hochdruck entfaltet und das Gefäß weitet. Anschließend wird ein Stent (röhrenförmiges Metallgitter) eingesetzt, welches das Gefäß stützt, sodass das Blut wieder ungehindert fließen kann (Löwel, 2006, S. 24).

Bei Aufnahme in die Rehabilitationsklinik befindet sich der Patient in einem stabilen kardiopulmonalen Allgemeinzustand. Die Leistungsfähigkeit ist mittelgradig eingeschränkt und es besteht eine Belastungsdyspnoe. Die körperliche Belastbarkeit ist jedoch ähnlich wie vor dem Herzinfarkt, der Patient klagt lediglich über rezidivierende unspezifische Rückenschmerzen. Sein Gewicht beträgt 68 kg. Gehen ist sogar selbstständig, wenn nur langsam, möglich. Bei körperlicher Anstrengung gibt der Patient an, schnell kurzatmig zu werden. Das zukünftige Rehabilitationsziel, die Belastbarkeit und Trainierbarkeit des Patienten zu steigern ist aufgrund der vorliegenden Informationen als durchaus plausibel einzuschätzen. Der Patient leidet nicht an Adipositas und sein kardiopulmonaler Allgemeinzustand ist stabil. Seine körperliche Belastbarkeit ist nach wie vor vorhanden und das selbstständige Gehen von einer begrenzten Strecke ist sogar schon möglich.

In einem systematischen Review aus dem Jahr 2011 wurde die Wirksamkeit der Sport- und Bewegungstherapie auf die Mortalität von Patienten mit koronarer Herzkrankheit aus insgesamt 47 Studien mit 10.794 Patienten analysiert. Untersucht wurden Männer und

Frauen jeden Alters, die einen Myokardinfarkt (MI), ein Bypass-Transplantat der Koronararterie (CABG), eine perkutane transluminale Koronarangioplastie (PTCA), an einer Angina pectoris oder einer Erkrankung der Koronararterien litten. Das Ergebnis dieses systematischen Reviews war, dass mittel- bis langfristig (nach 12 oder mehr Monaten) die kardiovaskuläre Mortalität [RR 0,87 (95% CI 0,75, 0,99)] reduziert werden konnte. Somit zeigt die Sport- und Bewegungstherapie einen wirksamen Effekt auf die Mortalität von Herzerkrankungen (Heran et al., 2011).

2 ICF- orientierte Konzeption und Realisation

2.1 Zielformulierung

Tab. 1: Körperfunktionen (b)

Funktionale Gesundheit		Ziele		
Körperfunktionen nach ICF		Erlernen (kognitiv)	Üben/ Trainieren (motorisch)	Erleben (affektiv-sozial)
Störung der kardio-vaskulären Belastbarkeit mit dadurch geminderter Ausdauerleistung (b455) Belastungs-Luftnot: NYHA II-III (b4551) Einschränkung muskulärer Kraft (b730) und Ausdauer (b740) Rückenschmerz (b28013)	Kurzfristige Ziele in der Einrichtung	Wissen über: - Defizite & Körperfunktionen des Herz-Kreislaufsystems - Funktion der Wirbelsäule und der dort ansässigen Muskelgruppen, Fehlhaltung und muskuläre Insuffizienz	Verbesserung der: -Belastungsdyspnoe bzw. Kurzatmigkeit -Bewegungsaktivität (Gehstrecke) - Kraft - Stabilität - Rückenmobilisation	- Schmerzlinderung - Abbau von Hemmungen
	Mittel- bis langfristige Ziele nach der Reha	Wissen über: - bestehende konservative Behandlungsmöglichkeiten von Herz-Kreislauferkrankungen (Ernährung, Sport..) - Stärkung der Rückenmuskulatur	- Wiedererlangung der körperlichen Ausdauer -Wiederherstellung der allgemeinen Leistungsfähigkeit	- positive Bewegungserfahrungen - Angstabbau bzgl. Luftnot und Herz-Kreislaufbeschwerden

5

| | | | - Verbesserung der Belastungsdyspnoe

 - langfristige Stärkung der Rückenmuskulatur | |

Tab. 2: Körperstrukturen (s)

Funktionale Gesundheit		Ziele		
Körperstrukturen nach ICF		Erlernen (kognitiv)	Üben/ Trainieren (motorisch)	Erleben (affektiv-sozial)
Struktur des kardiovaskulären Systems (s410) Struktur des Atmungssystems (s430) Brustwirbelsäule (s76001) Lendenwirbelsäule (s76002) Muskelschwund (s7702)	Kurzfristige Ziele in der Einrichtung	Wissen über: - Köperstruktur des Herz-Kreislaufsystems - Köperstruktur und Erkrankungen der Wirbelsäule, Fehlhaltung und muskuläre Insuffizienz	Verbesserung der: -Belastungsdyspnoe bzw. Kurzatmigkeit -Bewegungsaktivität (Gehstrecke) - Kraft - Stabilität -Rückenmobilisation	- Schmerzlinderung - Abbau von Hemmungen
	Mittel- bis langfristige Ziele nach der Reha	Wissen über: - bestehende konservative Behandlungsmöglichkeiten von Herz-Kreislauferkrankungen (Ernährung, Sport..) -Auswirkungen Suchmittelkonsum auf Gesundheit	- Wiedererlangung der körperlichen Ausdauer -Wiederherstellung der allgemeinen Leistungsfähigkeit - Verbesserung der Belastungsdyspnoe - langfristige Stärkung der Rückenmuskulatur	- positive Bewegungserfahrungen - Angstabbau bzgl. Luftnot und Herz-Kreislaufbeschwerden

6

Tab. 3: Aktivität und Partizipation (d)

Funktionale Gesundheit		Ziele		
Aktivität & Partizipation nach ICF		Erlernen (kognitiv)	Üben/ Trainieren (motorisch)	Erleben (affektiv-sozial)
Lange Entfernungen gehen (d4501) Die tägliche Routine abschließen (d2302) Mit Krisensituationen umgehen (d2402) Gegenstände anheben und tragen, nicht näher bezeichnet (d4309) Haushaltsaufgaben (d630-d649)	Kurzfristige Ziele in der Einrichtung	Umgang mit: - einer Belastungsdyspnoe - arterieller Hypertonie - BWS- und LWS-Syndrom	-Verbesserung der Alltagsbelastbarkeit -Verbesserung der Belastungsdyspnoe mit dem Ziel, längere Gehstrecken zu passieren -Verbesserung der Rückenmuskulatur und der Haltung um das Tragen und Heben von z.B. Einkaufstaschen wieder zu ermöglichen	- Motivation - Erfolgserlebnisse - positive Belastungserfahrungen
	Mittel- bis langfristige Ziele nach der Reha	Krankheitsbewältigung: - lernen mit der Situation umzugehen - psychische Stabilität erlangen - evtl. psychologische Therapie	- uneingeschränktes Treppensteigen - die Hausarbeit alleine durchführen können - den Alltagsbelastbelastungen wieder uneingeschränkt nachkommen können	- Einkäufe selbstständig erledigen können - Ohne Hilfe zur eigenen Wohnung zu gelangen - psychische Stabilität und Lebensfreude

7

2.2 Ableitung sport- und bewegungstherapeutischer Maßnahmen

Tab. 4: Körperfunktionen (b) & Körperstrukturen (s)

	Realisation	
Erlernen (kognitiv)	**Üben/ Trainieren (motorisch)**	**Erleben (affektiv-sozial)**
Patientenschulung bzgl. - des Herz- Kreislaufsystems im Allgemeinen	- Mobilisationsübungen zur Stabilität - Gleichgewichtsübungen	Erfolgserlebnisse wie: -eine bessere Mobilität zu haben
- Ursachen und Folgen von Erkrankungen des Herz-Kreislaufsystems	- Gangschulung (tägliches Laufen von sich steigernden Strecken)	-beweglicher zu sein -mehr Kraft in den Muskeln
- BWS- und LWS- Syndrom sowie Rückengesundheit - einem gesunden Lebensstil (Thema Ernährung, körperliche Aktivität und Suchtmittelkonsum) und dessen Auswirkungen auf Ablagerungen in den Blutbahnen	- Beweglichkeitstraining - Atemübungen - Heben und Tragen von Gewichten - Kraftausdauertraining um langfristig aktiv zu bleiben - Teilnahme am Kochkurs für gesunde, pflanzenbasierte Kost - Reduzierung des Fleischkonsums - Verzicht von Suchtmitteln	-mehr Ausdauer zu besitzen -Heben und Tragen von Gewichten wieder möglich -kaum noch Rückenschmerzen -psychische Stabilität

Tab. 5: Aktivität & Partizipation (d)

	Realisation	
Erlernen (kognitiv)	**Üben/ Trainieren (motorisch)**	**Erleben (affektiv-sozial)**
- auf die Hilfe von anderen angewiesen zu sein -die Selbstversorgung nicht alleine durchführen zu können -Bewältigungsstrategien von Krisensituationen -Akzeptanz der jetzigen Situation -kognitive Wiedereingliederung in Arbeits- und Familienalltag	- Treppen steigen - Heben und Tragen von Einkaufstaschen - lange Strecken alleine gehen -Hausarbeit alleine bewältigen -Selbstversorgung so gut es geht alleine bewältigen -Meditationsübungen und Entspannungstraining	Erfolgserlebnisse wie: -längere Strecken gehen können -erste Treppenstufen alleine steigen können -Heben und Tragen von Einkaufstaschen wieder möglich -Selbstversorgung wieder möglich -Hausarbeit wieder möglich -Teilhabe am Familienleben

2.3 Erstellung des Rehabilitationsplans

Die Rehabilitation erstreckt sich aufgrund der nur mittelgradig eingeschränkten Leistungsfähigkeit und des stabilen kardiopulmonalen Allgemeinzustand ohne sonstige Schmerzen auf eine Dauer von vier Wochen, somit ergeben sich 20 Therapietage. Die Therapie ist für den vorliegenden Patienten zwischen Montag und Freitag von 8:00 bis 16:00 Uhr geplant. Die ersten beiden Tage gelten als Einfindungsphase.

Tab. 6: Therapietag 1

Therapietag 1 (Einfindungsphase)		
Uhrzeit	Ziele	Inhalte
8:00 – 10:00 Uhr	**Begrüßung**	
	• Erste Kontaktaufnahme • Vorstellen des Therapeuten	• Begrüßungsgespräche zwischen den Teilnehmern sowie des Therapeuten
10:00 – 12:00 Uhr	**Organisationsgespräch**	
	• Klärung des Ablaufs der Reha • Klärung spezieller Fragen	• DMP-Programm zu KHK wird vorgestellt
12:00 – 13:00 Uhr	**Mittagspause**	
	Ausgewogene pflanzenbasierte Kost im Restaurant der Einrichtung	
13:00 – 14:00 Uhr	**Kennenlernen**	
	• Erste Kontaktaufnahmen • Networking	• Kennenlern-Spiele
14:00 – 16:00 Uhr	**Wissensvermittlung**	
	• Wissensvermittlung bzgl. Funktion und Struktur des Herz- Kreislaufsystems • Aufklärung Zusammenhang Myokardinfarkt und Sport inkl. Ernährung • Sicherheit schenken • Unsicherheit mindern • Fragen beantworten	• Präsentationen • Filme • Schaubilder • VR-Brillen zum visuellen Durchlauf des Herz- Kreislauf-Systems • Bewegungsempfehlungen • Ernährungsempfehlungen

Tab. 7: Therapietag 2

Therapietag 2 (Einfindungsphase)		
Uhrzeit	Ziele	Inhalte
8:00 – 10:00 Uhr	**Begrüßung**	
	• Reflexion der letzten Stunden • Klärung von Fragen • Bestimmung des Blutdrucks	• Gespräche im Kreis • Blutdruckmessung
10:00 – 12:00 Uhr	**Aufwärmen**	
	• Aktivierung des Herz-Kreislauf- Systems • Verletzungsprophylaxe • Belastungsgewöhnung • Verbesserung der Körperwahrnehmung	• Dehnübungen • Belastungsübungen • Leichte Kraftübungen
12:00 – 13:00 Uhr	**Mittagspause**	
	Ausgewogene pflanzenbasierte Kost im Restaurant der Einrichtung	
13:00 – 14:00 Uhr	**Förderung der Koordination**	
	• Förderung der Körperwahrnehmung • Verbesserung der Gleichgewichtsfähigkeit	• Es werden unterschiedliche Stationen mit unterschiedlichen Übungen angeboten • Jeder Teilnehmer durchläuft jede Station
14:00 – 16:00 Uhr	**Ausklang & Achtsamkeit**	
	• Zur Ruhe kommen • Entspannung • Körperwahrnehmung • Abschließende Reflexion	• Entspannungsübungen • Messung des Blutdrucks • Gespräch mit dem Therapeut

Tab. 8: Therapietage 3, 11 und 19

Therapietag 3, Therapietag 11 & Therapietag 19		
Uhrzeit	Ziele	Inhalte
8:00 – 09:00 Uhr	**Langzeit EKG**	
	• Beobachtung der elektrischen Herzaktivität	• Anlegen von Elektroden auf der Brust sowie Verbindung mit dem EKG-Rekorder
09:00 – 10:00 Uhr	**Langzeit RR**	
	• Beobachtung des Blutdrucks	• In Zeitintervallen von 15 Minuten wird automatisch eine Blutdruckmessung durchgeführt
10:00 – 12:00 Uhr	**Ergometer mit Monitoring**	

Uhrzeit	Ziele	Inhalte
	• Monitorüberwachtes Kreislauftraining	• Steigerung der Leistungsfähigkeit
12:00 – 13:00 Uhr	**Mittagspause**	
	Ausgewogene pflanzenbasierte Kost im Restaurant der Einrichtung	
13:00 – 15:00 Uhr	**Seminar KHK**	
	• Wissensvermittlung • Körperstrukturen und Körperfunktionen • Besonderheiten der KHK	• Entstehung einer KHK • Umgang mit KHK • Folgen und Prävention
15:00 – 16:00 Uhr	**Wandern (im Freien)**	
	• Gangschulung • Ausdauertraining • Belastbarkeit	• Gehen von langen Strecken in der Natur in einer Gruppe mit gleichzeitigen Gesprächen und Austausch

Tab. 9: Therapietage 4, 12 und 20

Therapietag 4, Therapietag 12 & Therapietag 20		
Uhrzeit	Ziele	Inhalte
8:00 – 09:00 Uhr	**Langzeit EKG-Abnahme**	
	• Besprechung der Ergebnisse mit dem Facharzt	• Abnahme der Elektroden • Gespräch mit dem Facharzt
09:00 – 12:00 Uhr	**Seminar gesunde Ernährung bei Herz-Kreislauferk.**	
	• Bewusste Ernährungsgestaltung • Zusammenhang Ernährung und Ablagerungen	• Cholesterinarme Ernährungsweise • Zusammenhang hoher Fleischkonsum und KHK • Suchtmittelkonsum
12:00 – 13:00 Uhr	**Mittagspause**	
	Ausgewogene pflanzenbasierte Kost im Restaurant der Einrichtung	
13:00 – 15:00 Uhr	**Funktionsgymnastik**	
	• Stärkung der Körperfunktionen • Stabilität • Koordination	• Belastungsübungen • Koordinationsübungen • Übungen zur Stabilität
15:00 – 16:00 Uhr	**Vortrag Herzchirurgie und Herzrhythmusstörungen**	
	• Funktion und Struktur des Herzens • Visualisierung • Chirurgie	• Abspielen von Kurzfilmen von Eingriffen am Herz • Erklärung der Vorgehensweise und von Besonderheiten
Therapietag 20: 16:00 – 17:00 Uhr	**Abschlussgespräch mit dem behandelten Arzt**	

Tab. 10: Therapietage 5 und 13

Therapietag 5 & Therapietag 13		
Uhrzeit	Ziele	Inhalte
8:00 – 11:00 Uhr	**Vortrag Rückengesundheit bei BWS- und LWS-Syndrom**	
	• Wissensvermittlung • Stärkung der Rücken-muskulatur	• Anschauliche Präsentation • Klärung von Fragen
11:00 – 12:00 Uhr	**Ergometer mit Monitoring**	
	• Monitorüberwachtes Kreislauftraining	• Steigerung der Leistungs-fähigkeit
12:00 – 13:00 Uhr	**Mittagspause**	
	Ausgewogene pflanzenbasierte Kost im Restaurant der Einrichtung	
13:00 – 14:00 Uhr	**Entspannungstraining**	
	• Körperwahrnehmung • Achtsamkeit • Messung des Blutdrucks	• Progressive Muskelent-spannung • Blutdruckmessung • Entspannungsübungen
14:00 – 16:00 Uhr	**Funktionsgymnastik**	
	• Stärkung der Körper-funktionen • Stabilität • Koordination	• Belastungsübungen • Koordinationsübungen • Übungen zur Stabilität

Tab. 11: Therapietage 6 und 14

Therapietag 6 & Therapietag 14		
Uhrzeit	Ziele	Inhalte
8:00 – 10:00 Uhr	**Körperliche Aktivität bei Herz-Kreislauf-Erkrankungen**	
	• Wissensvermittlung • Übungen zur Kräftigung der Muskulatur	• Anschauliche Präsentation • Durchführen von Kraft-übungen
10:00 – 11:00 Uhr	**Wandern (im Freien)**	
	• Gangschulung • Ausdauertraining • Belastbarkeit	• Gehen von langen Stre-cken in der Natur in einer Gruppe mit gleichzeitigen Gesprächen und Aus-tausch
11:00 – 12:00 Uhr	**Psychotherapie**	
	• Einzelgespräch mit ei-nem Therapeuten • Krisenbewältigungsstra-tegien	• Gespräch über Sorgen und Ängste • Erlernen von Bewälti-gungsstrategien

12:00 – 13:00 Uhr	Mittagspause	
	Ausgewogene pflanzenbasierte Kost im Restaurant der Einrichtung	
13:00 – 15:00 Uhr	**Seminar gesunde Ernährung bei Herz-Kreislauferk.**	
	• Bewusste Ernährungs-gestaltung • Zusammenhang Ernährung und Ablagerungen in Blutbahnen	• Cholesterinarme Ernährungsweise • Zusammenhang hoher Fleischkonsum und KHK • Suchtmittelkonsum
15:00 – 16:00 Uhr	**Krafttraining bei BWS- und LWS-Syndrom**	
	• Stärkung der Rücken-muskulatur	• Leichtes Krafttraining • Heben und Tragen von Gewichten

Tab. 12: Therapietage 7 und 15

Therapietag 7 & Therapietag 15		
Uhrzeit	Ziele	Inhalte
8:00 – 09:00 Uhr	**Ergometer mit Monitoring**	
	• Monitorüberwachtes Kreislauftraining	• Steigerung der Leistungs-fähigkeit
09:00 – 11:00 Uhr	**Funktionsgymnastik**	
	• Stärkung der Körper-funktionen • Stabilität • Koordination	• Belastungsübungen • Koordinationsübungen • Übungen zur Stabilität
11:00 – 12:00 Uhr	**Entspannungstraining**	
	• Körperwahrnehmung • Achtsamkeit • Messung des Blutdrucks	• Progressive Muskelent-spannung • Blutdruckmessung • Entspannungsübungen
12:00 – 13:00 Uhr	**Mittagspause**	
	Ausgewogene pflanzenbasierte Kost im Restaurant der Einrichtung	
13:00 – 15:00 Uhr	**Seminar KHK**	
	• Wissensvermittlung • Körperstrukturen und Körperfunktionen • Besonderheiten der KHK	• Entstehung einer KHK • Umgang mit KHK • Folgen und Prävention
15:00 – 16:00 Uhr	**Krafttraining bei BWS- und LWS-Syndrom**	
	• Stärkung der Rücken-muskulatur	• Leichtes Krafttraining • Heben und Tragen von Gewichten

Tab. 13: Therapietage 8 und 16

Uhrzeit	Ziele	Inhalte
Therapietag 8 & Therapietag 16		
8:00 – 09:00 Uhr	**Langzeit EKG**	
	• Beobachtung der elektrischen Herzaktivität	• Anlegen von Elektroden auf der Brust sowie Verbindung mit dem EKG-Rekorder
09:00 – 10:00 Uhr	**Langzeit RR**	
	• Beobachtung des Blutdrucks	• In Zeitintervallen von 15 Minuten wird automatisch eine Blutdruckmessung durchgeführt
10:00 – 12:00 Uhr	**Wandern (im Freien)**	
	• Gangschulung • Ausdauertraining • Belastbarkeit	• Gehen von langen Strecken in der Natur in einer Gruppe mit gleichzeitigen Gesprächen und Austausch
12:00 – 13:00 Uhr	**Mittagspause**	
	Ausgewogene pflanzenbasierte Kost im Restaurant der Einrichtung	
13:00 – 14:00 Uhr	**Psychotherapie**	
	• Einzelgespräch mit einem Therapeuten • Krisenbewältigungsstrategien	• Gespräch über Sorgen und Ängste • Erlernen von Bewältigungsstrategien
15:00 – 16:00 Uhr	**Körperliche Aktivität bei Herz-Kreislauf-Erkrankungen**	
	• Wissensvermittlung • Übungen zur Kräftigung der Muskulatur	• Anschauliche Präsentation • Durchführen von Kraftübungen

Tab. 14: Therapietage 9 und 17

Uhrzeit	Ziele	Inhalte
Therapietag 9 & Therapietag 17		
8:00 – 09:00 Uhr	**Langzeit EKG-Abnahme**	
	• Besprechung der Ergebnisse mit dem Facharzt	• Abnahme der Elektroden • Gespräch mit dem Facharzt
09:00 – 12:00 Uhr	**Seminar gesunde Ernährung bei Herz-Kreislauferk.**	
	• Bewusste Ernährungsgestaltung • Zusammenhang Ernährung und Ablagerungen	• Cholesterinarme Ernährungsweise • Zusammenhang hoher Fleischkonsum und KHK • Suchtmittelkonsum

12:00 – 13:00 Uhr	Mittagspause	
	Ausgewogene pflanzenbasierte Kost im Restaurant der Einrichtung	
13:00 – 15:00 Uhr	Funktionsgymnastik	
	• Stärkung der Körperfunktionen • Stabilität • Koordination	• Belastungsübungen • Koordinationsübungen • Übungen zur Stabilität
15:00 – 16:00 Uhr	Vortrag Herzchirurgie und Herzrhythmusstörungen	
	• Funktion und Struktur des Herzens • Visualisierung • Chirurgie	• Abspielen von Kurzfilmen von Eingriffen am Herz • Erklärung der Vorgehensweise und von Besonderheiten

Tab. 15: Therapietage 10 und 18

Therapietag 10 & Therapietag 18		
Uhrzeit	Ziele	Inhalte
8:00 – 09:00 Uhr	Seminar gesunde Ernährung bei Herz-Kreislauferk.	
	• Bewusste Ernährungsgestaltung • Zusammenhang Ernährung und Ablagerungen	• Cholesterinarme Ernährungsweise • Zusammenhang hoher Fleischkonsum und KHK • Suchtmittelkonsum
09:00 – 11:00 Uhr	Wandern (im Freien)	
	• Gangschulung • Ausdauertraining • Belastbarkeit	• Gehen von langen Strecken in der Natur in einer Gruppe mit gleichzeitigen Gesprächen und Austausch
11:00 – 12:00 Uhr	Ergometer mit Monitoring	
	• Monitorüberwachtes Kreislauftraining	• Steigerung der Leistungsfähigkeit
12:00 – 13:00 Uhr	Mittagspause	
	Ausgewogene pflanzenbasierte Kost im Restaurant der Einrichtung	
13:00 – 14:00 Uhr	Entspannungstraining	
	• Körperwahrnehmung • Achtsamkeit • Messung des Blutdrucks	• Progressive Muskelentspannung • Blutdruckmessung • Entspannungsübungen
14:00 – 16:00 Uhr	Krafttraining bei BWS- und LWS-Syndrom	

15

	• Stärkung der Rücken-muskulatur	• Leichtes Krafttraining • Heben und Tragen von Gewichten

Die Sport- und Bewegungstherapie hat in der Rehabilitation von Herzerkrankungen einen sehr hohen Stellenwert. Um die Leistungsfähigkeit zu steigern, habe ich in dem vorliegenden Rehabilitationsplan das Ergometer eingesetzt, da in Studien gezeigt werden konnte, dass selbst bei Patienten mit Herzinsuffizienz die Leistungsfähigkeit und damit auch die Lebensqualität deutlich verbessert werden kann (S3-Leitlinie zur kardiologischen Rehabilitation, 2020). Darüber hinaus ist es für den vorliegenden Patienten wichtig, längere Gehstrecken zu laufen, um die Ausdauer zu trainieren da die Gehstrecke bisher auf 250 Meter begrenzt ist. Wandern in der freien Natur mit steigender Intensität bietet sich hier als ein super Training an, vor allem da die kühle und frische Luft der Belastungsdyspnoe helfen. Um die Rückenmuskulatur zu stärken und dem BWS- und LWS-Syndrom entgegen zu wirken, ist ein Krafttraining für den Rücken unabdingbar. Zu Beginn sollte nur ein leichtes Training stattfinden und die Gewichte langsam erhöht werden, damit das Heben und Tragen von Einkaufstaschen künftig auch wieder möglich ist. Um die allgemeine Körperfunktionalität zu stärken sowie die Belastbarkeit und Stabilität, ist für den Patienten eine Funktionsgymnastik angedacht. Hier werden Übungen auf der Matte durchgeführt, um Körperteile zu dehnen und zu kräftigen sowie langsam die Belastbarkeit zu steigern.

Im Allgemeinen sollte bei allen körperlichen Übungen zwischendurch immer der Blutdruck sowie der Puls gemessen werden, um eventuelle Abweichungen frühzeitig zu erkennen. Um die Belastungsdyspnoe zu verbessern, wird drauf geachtet, dass das Ausdauertraining im Freien, also an der frischen Luft stattfindet. Beim Krafttraining für die Rückenmuskulatur wird darauf geachtet, dass die richtige Haltung eingenommen wird und es zu keiner Überbelastung kommt.

3 Evaluation

Durch das regelmäßige Ergometertraining mit Monitoring, d.h. die vollständige Überwachung und Verlaufsdokumentation der Trainingssitzungen mittels EKG-Monitoring und Pulsoximetrie, kann die Leistungssteigerung nachgewiesen werden. Wenn es möglich ist, die Belastung und Dauer stufenweise anzuheben, ohne das der Patient in Kurzatmigkeit gerät oder Kreislaufprobleme aufkommen, dann hat eine Steigerung der Ausdauer und Belastungsfähigkeit stattgefunden.

Die koordinativen Fähigkeiten sowie die Körperstabilität sind für die Aktivitäten des täglichen Lebens von grundlegender Bedeutung. Durch verschiedene Übungen im Rahmen der Funktionsgymnastik können diese Fähigkeiten gezielt trainiert werden. Eine geeignete Maßnahme zur Messung der Effekte dieser bewegungstherapeutischen Maßnahme ist der MFT-S3-Check, ein Messsystem zur Beurteilung der Gleichgewichtsfähigkeit (Raschner et al., 2008).

Um die Verbesserung der Muskelkraft bzw. die Effekte des Krafttrainings zu messen, kann die Dokumentation von den genutzten Gewichten dienen. Ist ein Anstieg der Gewichte zu sehen, dann ist ein Muskelaufbau bzw. ein Anstieg der Muskelkraft erfolgt.

4 Literaturverzeichnis

A. Gößwald, A. Schienkiewitz, E. Nowossadeck, M.A. Busch (2013). *Prävalenz von Herzinfarkt und koronarer Herzkrankheit bei Erwachsenen im Alter von 40 bis 79 Jahren in Deutschland*. Bundesgesundheitsblatt, S. 650-655.

Antwerpes, F. (2020). *Dreigefäßerkrankung*. Zugriff am 30.03.2020. Verfügabr unter https://flexikon.doccheck.com/de/Dreigef%C3%A4%C3%9Ferkrankung

AWMF. (2020). *S3-Leitlinie zur kardiologischen Rehabilitation*. Zugriff am 17.04.2020. Verfügbar unter https://www.awmf.org/uploads/tx_szleitlinien/133-001k_S3-Kardiologische-Rehabilitation-in-D-A-CH_2020-01.pdf

Fink, B. (2020). *Koronare Herzkrankheit*. Zugriff am 02.04.2020. Verfügbar unter https://flexikon.doccheck.com/de/Koronare_Herzkrankheit

Heran, B., Chen, J., Ebrahim, S., Moxham, T., Oldridge, N., Rees, K. et al. (2011). *Exercise-based cardiac rehabilitation for coronary heart disease*. Zugriff am 14.04.2020. Verfügbar unter https://www.cochranelibrary.com/cdsr/doi/10.1002/14651858.CD001800.pub2/full

Löwel, H. (2006). *Koronare Herzkrankheit und akuter Myokardinfarkt*. Zugriff am 16.04.2020. Verfügbar unter https://www.rki.de/EN/Content/Health_Monitoring/Health_Reporting/GBEDownloadsT/Herzkrankheit.pdf?__blob=publicationFileRobert Koch-Institut.

Raschner, C., Lembert, S., Platzer, H. P., Patterson, C., Hilden, T., Lutz, M. (2008). *Institut für Angewandte Trainingswissenschaft. Von S3-Check - Evaluierung und Normwerteerhebung eines Tests zur Erfassung der Gleichgewichtsfähigkeit und Körperstabilität*. Zugriff am 04.04.2020. Verfügbar unter https://www.iat.uni-leipzig.de/datenbanken/iks/sponet/Record/4015339

Westphalen, G. v. (2020). *Herzinfarkt*. Zugriff am 29.03.2020. Verfügbar unter https://flexikon.doccheck.com/de/Herzinfarkt

5 Abbildungs- und Tabellenverzeichnis

5.1 Tabellenverzeichnis

BEI GRIN MACHT SICH IHR WISSEN BEZAHLT

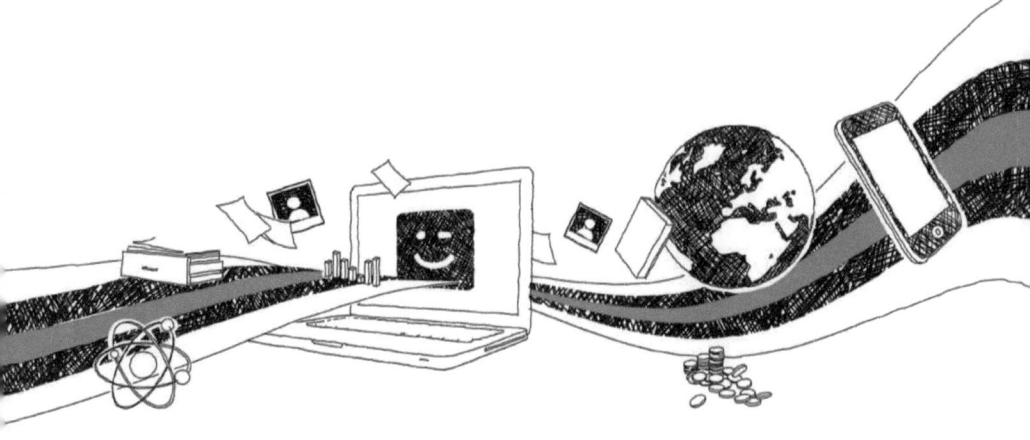

- Wir veröffentlichen Ihre Hausarbeit,
  Bachelor- und Masterarbeit

- Ihr eigenes eBook und Buch -
  weltweit in allen wichtigen Shops

- Verdienen Sie an jedem Verkauf

Jetzt bei www.GRIN.com hochladen und kostenlos publizieren

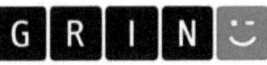